一眼百年：从小到老的护眼书

游志鹏 ◎主编

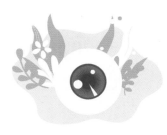

U0259648

江西科学技术出版社

江西·南昌

图书在版编目（CIP）数据

一眼百年：从小到老的护眼书 / 游志鹏主编. --
南昌：江西科学技术出版社，2024.1（2024.10重印）
ISBN 978-7-5390-8730-6

Ⅰ.①— … Ⅱ.①游 … Ⅲ.①眼 - 保健 Ⅳ.①R77

中国国家版本馆CIP数据核字(2023)第192822号

国际互联网（Internet）地址：
http://www.jxkjcbs.com
选题序号：KX2023050

一眼百年：从小到老的护眼书
YIYAN BAINIAN: CONG XIAO DAO LAO DE HUYANSHU

游志鹏　主编

出版发行	江西科学技术出版社
社址	南昌市蓼洲街2号附1号
	邮编：330009　电话：（0791）86623491　86639342（传真）
印刷	江西骁翰科技有限公司
经销	全国新华书店
开本	889 mm × 1194 mm　1/32
字数	68千字
印张	4.75
版次	2024年1月第1版
印次	2024年10月第2次印刷
书号	ISBN 978-7-5390-8730-6
定价	28.00元

赣版权登字-03-2023-250

编委会名单

主　编：游志鹏

副主编：俞方良　杨　璐　邹玉凌

编　委（按姓氏笔画排列）

毛子清　方杨斌　刘莉莉　苏晓涵　杨　帆

余　晓　余兰慧　余学清　汪水风　陈智萍

范慧敏　易路辉　金　琦　赵永吉　赵　曜

胡晓琴　胡寒英　饶　婷　徐　玲　柴宛璇

黄　琴　黄　旗　常以力　董雯佳　赖　瑶

熊　婵

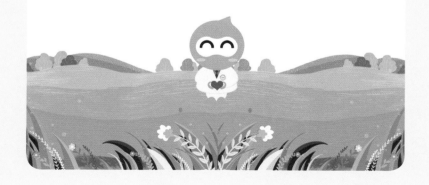

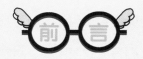

前言

　　眼睛是心灵的窗户，是人类感官中最重要的器官，我们通过眼睛获取生活中大约80％的信息。健康的视力是每个人终身的财富和向往，然而现实堪忧。随着手机、电脑等电子产品的广泛使用，受用眼过度、用眼不卫生等因素的影响，眼睛常处于疲劳状态，视力损伤现象日益严重，近视呈低年龄化、重度化态势，视力损伤已成为危害人类健康、影响生活质量的重大公共卫生问题。世界卫生组织2019年发布的《世界视力报告》指出，全球至少有22亿人视力受损，甚至失明，其中至少有10亿人视力损伤问题本可预防，大部分患者及时接受诊治是可以避免致盲的。

　　眼科医生在临床工作中，经常遇到患者家属反映，孩子沉迷手机，不让他玩就"大闹天宫"，现在看东西都要眯起眼睛来；有的患者说："没想到眼睛坏得这么严重，以为只是年纪大了，要是早点儿来医院就好。"视力损伤延误诊治的遗憾，大多是由于人们对保护眼睛的基本知识缺乏，未正确使用电子设备，以及不知如何保护眼睛引起的。为向大众传播实用有益的护眼知识，帮助人们养成健康用眼、科学护眼的良好习惯，筑牢保护眼睛健康屏障，特组织权威眼科医生，精选患者普遍关心和易产生误解的问题，以严谨、专业的科学态度编写本书。

本书聚焦用眼健康、白内障、眼底病、青光眼防治及眼整形五大板块，撰写者均一直工作在眼科临床一线，其中不少专家在江西省视光学学会、江西省研究型医院学会眼科学分会担任领导职务。各位撰写者用深入浅出的语言介绍了爱眼护眼常识、常见眼病防治的知识点，力求简明扼要、通俗易懂，为加深对相关知识点的理解，书中配备大量新颖图片，力求广大读者"看得懂、记得住、用得上"。

本书编写得到了江西科学技术出版社的大力支持，在此表示衷心的感谢！南昌大学附属眼科医院（江西省眼科医院）多位师生参与了本书的校阅工作，一并表示衷心的感谢！期望本书的出版能让更多的人呵护好眼睛，拥有一个缤纷多彩的世界！

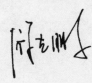

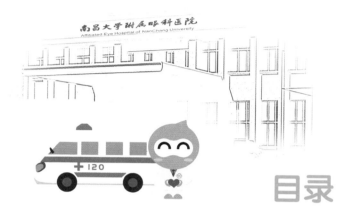

目录

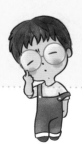

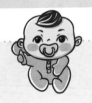

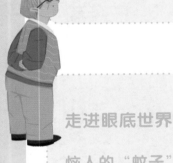

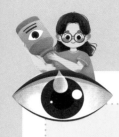

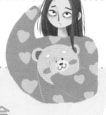

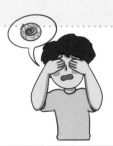

儿童青少年
近视与用眼健康

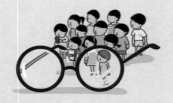

　　当今社会压力不断增大，"内卷"现象逐步从成人蔓延至儿童，除了学习压力骤然增加，课外辅导班、各类兴趣班等大大增加了孩子们的用眼时间。此时，家长们最关心的就是孩子们视力下降的事情了，这也是我们眼科学上最常见的疾病——屈光不正。那什么是屈光不正呢？屈光不正和近视有什么关系？屈光不正一定要戴眼镜吗？屈光不正和斜视又有什么关系呢？这是家长常有的疑问。

　　屈光不正是指眼在不使用调节时，平行光线通过眼的屈光系统作用后，不能在视网膜上形成清晰的物像，而在视网膜前或后方成像。屈光不正包括远视、近视及散光。

　　如何预防和治疗屈光不正，是家长们比较关心的问题。屈光不正以预防为主！做到早知道、早发现、早治疗。3岁前一定要到正规眼科医院或眼科门诊进行一次验光检查，以后每年进行2～3次的验光检测，以便及时了解孩子的眼部情况及屈光度。

屈光不正除了引起视物模糊外，还会引发其他疾病。高度屈光不正会引起弱视。单眼或双眼最佳矫正视力（佩戴合适的眼镜测出的视力）低于相应年龄的视力即为弱视；或双眼视力相差2行及以上，且无眼部器质性疾病，视力较低眼为弱视。弱视是一种常见的儿童眼病。引起弱视的原因不仅仅是高度屈光不正，还有单眼斜视、未矫正的屈光参差（双眼度数相差1.5D，也就是常说的150度）、形觉剥夺（某些因素阻碍光线进入眼部，如上睑下垂、先天性白内障等）。

简单来说，弱视就是因为长期的限制使用导致某只眼睛不会主动去看东西，弱视眼又称为"懒惰的眼睛"。因此，在弱视的治疗中，最关键的步骤就是让"懒惰的眼睛"动起来！去除病因后将正常眼睛遮盖起来，逼着弱视眼去视物。弱视越早治疗，效果越好。

屈光度除了跟视力有关，还与斜视的发生有着密切关系。

斜视中最常见的有内斜视和外斜视。内斜视也就是我们常说的"斗鸡眼",其大致分为三种:一种是与屈光度密切相关的,称为"调节性内斜视",此类患者取掉眼镜可以发现明显的内斜视,但是戴上合适的眼镜后内斜视消失,所以此类患者只需要佩戴好眼镜,斜视将"自动"消失;第二种是与屈光度没有关系,戴镜不会对斜视有任何的改善,称为"非调节性内斜视",此类患者无须戴镜,需行斜视矫正手术才可解决斜视;最后一种是介于上述两种斜视之间,既需要戴镜治疗又需要手术治疗,称为"部分调节性内斜视"。针对内斜视,不同的影响因素所选择的治疗手段也不一样。而外斜视、垂直性斜视虽然不像内斜视与屈光度的关系那么密切,但当视力控制不佳时,有可能会加快外斜视的进展过程。因此,当我们出现外斜视时需要控制好近视的发展速度,也可以在一定程度上减缓斜视的发展速度。

小小的眼睛有着大大的奥秘,屈光不正、弱视、斜视三者相互联系又各有不同,只有好好认识这些疾病,以预防为主,治疗并重,才能有效"拿捏"这些疾病。

严防死守是硬道理：用眼健康

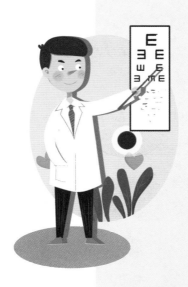

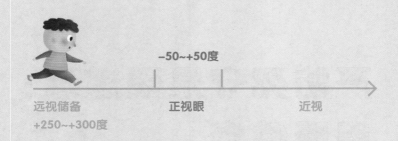

-50~+50度

远视储备　　　　　　　正视眼　　　　　近视
+250~+300度

　　在儿童眼科门诊，常常会遇到带孩子来做体检的家长。而家长们最关心的，往往就是孩子的视力情况，如：能看得清视力表的第几行。其实，儿童视力保健不仅仅要关注视力，还有许多细节需要注意。

　　首要关心的就是孩子的远视储备。在新生儿时期，眼球为远视状态，屈光度数平均为+250~+300度，这种生理性远视称为远视储备。随着生长发育，儿童青少年眼球的远视度数逐渐降低，一般到15岁左右发育为正视眼（屈光度数为-50~+50度），这个过程称为正视化。简而言之，远视储备就是抵抗近视的力量，当储备耗尽，眼睛就会进入近视。因过早、过多、近距离用眼，部分儿童青少年在6岁前即已用完远视储备，故在小学阶段极易发展为近视眼。

眼睛发育时屈光状态改变（远视、近视）是怎样形成的？

眼轴是指角膜正中到视神经与视网膜黄斑中心凹之间的一条假设线。在儿童生长发育过程中，眼轴会不断增长，初生的宝宝眼轴是16.5~17.5mm，到1岁左右为21mm，3岁左右为22mm；12岁以前平均每年增长0.3~0.4mm；12岁以后减慢，平均每年增长0.2mm左右。通常眼轴每增长1mm，近视就增长2.5D（也就是250度）。

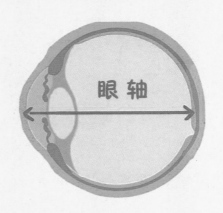

眼 轴

造成近视的原因有哪些？

主要分为以下三方面：

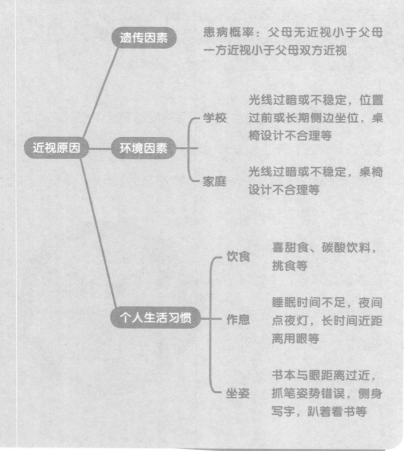

遗传因素
患病概率：父母无近视小于父母一方近视小于父母双方近视

近视原因

环境因素
- 学校：光线过暗或不稳定，位置过前或长期侧边坐位，桌椅设计不合理等
- 家庭：光线过暗或不稳定，桌椅设计不合理等

个人生活习惯
- 饮食：喜甜食、碳酸饮料，挑食等
- 作息：睡眠时间不足，夜间点夜灯，长时间近距离用眼等
- 坐姿：书本与眼距离过近，抓笔姿势错误，侧身写字，趴着看书等

遗传因素与后天环境共同作用导致近视发生发展。父母近视的儿童青少年发生近视的风险明显增大，并与父母近视的度数呈正相关。后天环境因素的影响力则更为巨大，长时间的近距离用眼，户外活动时间减少，昏暗、不稳定的光线，不正确的握笔、看书姿势，繁重的课业压力，睡眠时间不足，挑食、嗜甜食等，都是增加近视风险的因素。

如何预防近视？

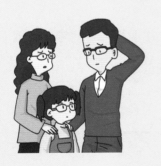

既然遗传因素无法改变，那么我们只能在后天环境中阻断。近视的父母，特别是高度近视的父母，更是要格外警惕孩子的用眼健康。

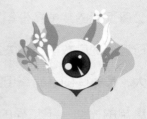

1
早期检查

　　建议儿童在6岁之前进行一次全面的眼科体检。明确儿童的视力、屈光度、眼轴长度、眼底改变等。之后每3个月至半年进行一次常规体检。

2
常识教育

　　幼儿园漫画读本和中小学生常识教育（科学课、健康教育课）应作为眼卫生养成的首选途径，从小培养儿童青少年良好的用眼卫生习惯。

3

科普教育

成人应接受足够的专业科普教育，尤其是与儿童青少年密切接触的成人，包括家长、老师及校医等。

4

户外活动

目前，增加户外活动时间是降低儿童青少年近视发病率最行之有效、副作用最小的方案。学校可考虑每日增加一节户外活动课或提供更长的课间休息时间，鼓励儿童青少年多到户外活动。户外活动的侧重点在于户外暴露，而非运动强度。哪怕是在户外休息，也是保护眼睛的有效方法。

5 用眼习惯

　　养成良好的用眼习惯，可以更久地保留远视储备。6岁以下儿童应禁止与不必要的电子产品接触（平板电脑、手机、电脑等）；应坐姿端正，握笔姿势正确；应有充足且稳定的照明环境；应不挑食，控制甜食摄入等。

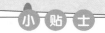 小 贴 士

　　视力下降如同一匹奔向悬崖的烈马，坠落的瞬间就是近视的开始，而我们要做的就是悬崖勒马，再不济也要让马到达悬崖的速度慢一些，时间长一些。预防是最经济、最有效的健康策略，我们要从娃娃抓起，让近视远离孩子。

谈"近"色变：近视

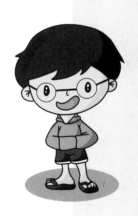

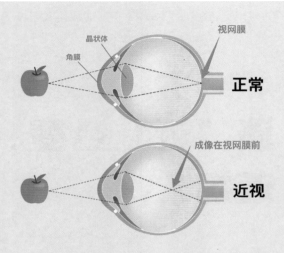

晶状体
视网膜
角膜
正常

成像在视网膜前
近视

当孩子告诉父母："我的眼睛看不清黑板了！"也许最让父母忧心的事情发生了——孩子患有近视。

近视有真假之分吗？为什么家长会谈"近"色变？近视能不能治好呢？

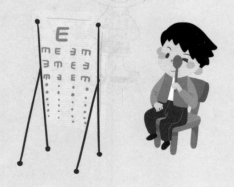

市面上常见的
"散瞳"药

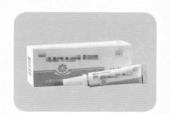

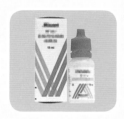 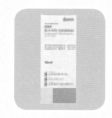

假性近视是怎么回事？

　　通俗来说，假性近视主要是由于用眼过度，致使睫状肌持续收缩痉挛，眼轴并未明显增长，转为看远时不能放松调节，造成视远焦点成像于视网膜前，远视力下降，呈现出近视现象。假性近视是可逆的，可以预防，也可以治疗，通过使用睫状肌麻痹剂（散瞳药）可以让视力回退到正视或者远视状态。然而，真性近视一旦形成则无法逆转。

真性近视的分类有哪些？

通常我们习惯按照程度分类：

1 轻度近视：≤300度

2 中度近视：325~600度

3 高度近视：>600度

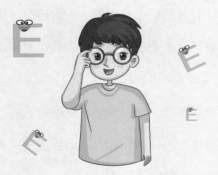

眼轴增长引起近视后则无法逆转。当高度近视出现眼底病理性改变时，称之为病理性近视，此时眼轴明显延长（＞26.5mm），屈光度多在800度以上。由于眼轴变长，玻璃体对视网膜存在持续牵拉，可形成黄斑劈裂、黄斑裂孔、孔源性视网膜脱离等，患者出现视物变形、视力突然下降的症状。

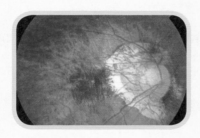

视盘周边萎缩弧，豹纹状眼底

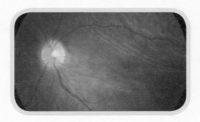

孔源性视网膜脱离

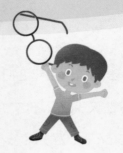

如何治疗近视?

要做到"三早"——早发现、早诊断、早治疗。

1 早发现

建议小朋友在6岁之前要进行一次眼部全面检查,明确孩子目前的视力、屈光度、眼轴发育和眼底情况。每3个月至半年复查检查。具体检查项目如下:①验光:可采用电脑验光、普通验光及睫状肌麻痹验光。电脑验光快速,但准确度较差;普通验光,无需点药散瞳,可作为屈光度数的初步检测;睫状肌麻痹验光,最为准确,可作为配镜的最终结果。②测量眼轴长度:眼部A超、IOL Master均可测量眼轴长度,眼部B超可初步估量眼轴大致长度,是否存在病理性改变,如后巩膜葡萄肿。③眼底检查:排除眼底先天性病变,尽早介入治疗。

2 早诊断

若出现低视力情况，则需采集患儿完整病史，进行睫状肌麻痹下的验光（不同年龄段选择合适的睫状肌麻痹剂），获得患儿真实屈光度数。

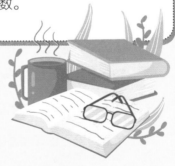

3 早治疗

若患儿为真性近视，则需佩戴框架眼镜、角膜接触镜，可配合中医疗法、药物治疗等，屈光度数稳定后，待18岁成年可行屈光手术治疗。

矫正近视的方法有哪些？

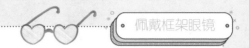

佩戴框架眼镜

　　框架眼镜的优势是安全、简便。常用的普通单光镜片材料多为树脂，特点是不易破碎、较轻、抗紫外线，但易磨损。周边离焦功能性眼镜是特殊的近视防控眼镜，在使用周边离焦功能性眼镜看物体的过程中，因为获得的视网膜中心视力和周边视力都比较清晰，眼睛所需的调节力较一般单焦点眼镜要少，因此能够有效阻止由于调节过度所引发的近视发展。但功能性眼镜的使用有一定的条件，对于眼睛存在严重显性外斜的儿童青少年，不建议佩戴周边离焦功能性眼镜，应当以佩戴普通单光眼镜为主；对于有遗传或者病理性近视的儿童青少年，佩戴周边离焦功能性眼镜控制近视效果不显著。

角膜接触镜包含：①软性角膜接触镜：验配较简单，佩戴舒适，但易有蛋白质沉着，透氧性差，佩戴不当易引起巨乳头性结膜炎、角膜炎等。②硬性接触镜：透氧较高，抗蛋白质沉着，可矫正规则与不规则散光，但验配复杂，配戴者异物感稍强，需一定的适应期。③角膜塑形镜：又称OK镜，通过机械压迫、镜片移动的按摩作用及泪液液压作用达到压平角膜中央形状，从而暂时减低近视度数，一般夜间睡时佩戴，白天取出。佩戴角膜塑形镜具有良好的近视防控效果，但降低的度数有限，一般为600度以内，验配较为困难，并发症较多。

药物治疗

诸多研究表明，在儿童青少年中应用低浓度复方托比卡胺或者低浓度阿托品等睫状肌麻痹剂，能够有效减缓其部分近视症状的发展进程，同时应配合正确的屈光矫正。

物理治疗和中医传统疗法

多篇文献证实，可通过视功能训练、调节功能训练、穴位按摩、针灸等物理、中医疗法治疗近视，但需到专业医院配合治疗。

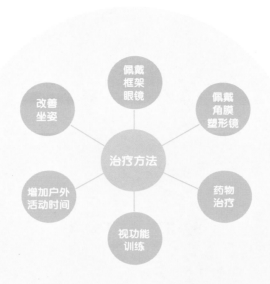

　　除以上治疗外，还需改变患儿的生活习惯，如：增加户外活动时间、减少不必要的电子产品接触、减少糖摄入、改善坐姿等。

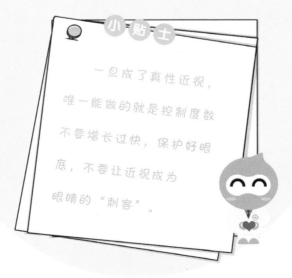

"偏心"的眼睛：斜视

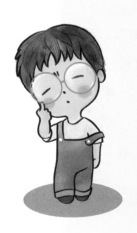

什么是斜视？

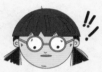

　　斜视是指一只眼睛注视某个目标时，另一只眼睛无法注视目标，呈现偏离状态，即两只眼睛的视轴不平行。根据斜视眼睛偏离的方向，大致分为以下4种。

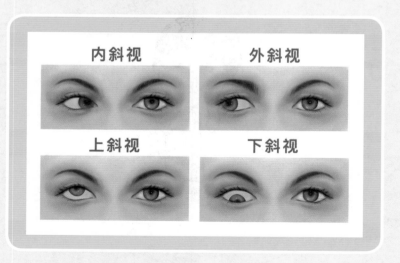

内斜视　　　　　　　外斜视

上斜视　　　　　　　下斜视

斜视产生的原因是什么？

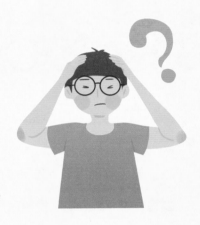

　　我们的眼睛周围有6条眼外肌，相互制约以保持平衡，让眼球位于眼睛中央。可以将相互制约的眼外肌理解为生活中常见的一项体育运动——拔河。如若两侧力量均衡，眼球就处于中央位置，也就是正位；一旦两侧力量的均衡被打破，导致一侧力量偏大，则眼球就会向力量大侧偏斜，即发生了斜视。

斜视发生的原因多种多样，有先天性因素，也有后天性因素。

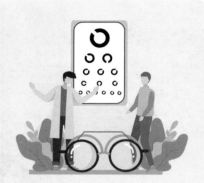

先天性因素

先天解剖因素：先天性眼外肌位置发育异常或眼外肌本身发育异常。

遗传因素：这种遗传并非全部遗传，可能隔代遗传到下一代子女身上。

后天性因素

由于外伤、高度近视或者全身疾病（如甲状腺疾病）等导致的斜视。

如何判断真假性斜视？

　　一旦发现孩子可能患有斜视，首先要做的事情是先去正规的眼科医院或者眼科门诊确诊是真性斜视还是假性斜视。假性斜视即看起来好像存在斜视，但却不是真正的斜视，只是由于某些原因导致视觉上感觉有斜视，此类假斜视无需任何治疗。当眼睛周围共同协作、相互制约的六条眼外肌发生力量失衡，平衡被打破后向一侧偏斜，即发生了真性斜视。

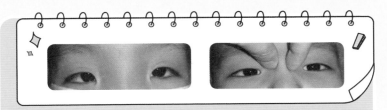

　　假性内斜视。大多数家长在看到左图时总感觉孩子有"斗鸡眼"，感觉两只眼睛向内偏位，原因是内眼角处的白眼球露的比较少，或者两边白眼球露的不对称，所以在视觉上造成了斜视的感觉。但是当我们把他的内眼角提起来以后再看（右图）发现其实两侧是对称的。

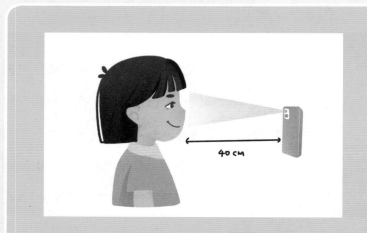

40 CM

映光点：手电筒照射眼睛后，在"黑眼球"上形成的光点。

斜视怎样治疗？

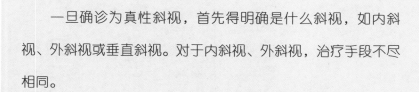

　　一旦确诊为真性斜视，首先得明确是什么斜视，如内斜视、外斜视或垂直斜视。对于内斜视、外斜视，治疗手段不尽相同。

内斜视，俗称"斗鸡眼"，大致分为三类。

1 只需戴上眼镜，斜视就能治愈，此类斜视称为调节性内斜视，这一类型的斜视发生的根本原因是眼睛先天发育不良，存在一定的远视度数。由于眼睛发育不良，导致视物不清，但眼睛在发育过程中又希望能看清物体，所以就会"使劲"看，一"使劲"，眼睛就会发生内斜。

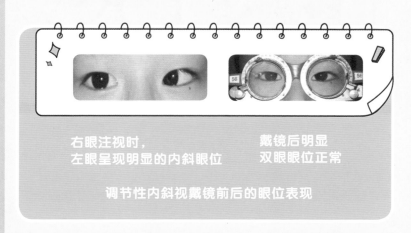

右眼注视时，
左眼呈现明显的内斜眼位

戴镜后明显
双眼眼位正常

调节性内斜视戴镜前后的眼位表现

2 戴眼镜没有任何作用，只能通过手术矫正，此类斜视称为非调节性内斜视。

既要戴眼镜治疗，也需要手术矫正，此类斜视称为部分调节性内斜视。造成此类内斜视的原因分为两部分：一部分斜视度数是由于眼外肌力量不均衡导致，可通过手术进行矫正；另一部分是由于屈光异常引起，只能通过戴镜治疗。所以这类内斜视的治疗原则就是手术和戴镜。

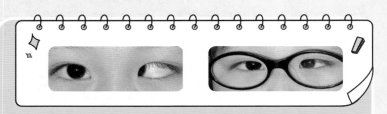

右眼注视时，
左眼呈现明显的内斜

戴镜后内斜明显好转，但未完全矫正，仍有部分内斜，此部分内斜通过手术治疗

部分调节性内斜视戴镜前后的眼位表现

外斜视、垂直斜视及其他类型的斜视绝大部分是需要通过手术解决的。

斜视手术治疗的原理及术后注意事项是什么?

　　斜视手术的原理就是将已被破坏的平衡重新建立，使眼球重新回到中央。简而言之就是将强的力量减弱，将弱的力量加强。而具体需要加强多少量、减弱多少量则需医生通过特殊的检查工具——三棱镜计算出来。手术过程中医生将眼外肌勾出，将其重新调整至一个新的位置，建立新的平衡即可。

　　那斜视手术会不会影响视力或者术后眼周围是否会留下瘢痕呢？斜视手术其实是一个微创手术，一个将眼球扶正的手术，仅在眼球周围的眼外肌上手术，未进入眼球内部，所以斜视手术不会影响视力。手术的切口在白眼球上，术中出血量极少，术后早期多数仅表现为眼红。除非为瘢痕体质人群，大多数人术后伤口完全愈合后几乎观察不到瘢痕。

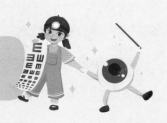

如果患了斜视，会产生怎样的影响？

　　斜视主要影响外观，因此对于成年人来讲，纠正斜视更多的是美容手术，主要用于解决美观需求；但对于儿童或者发育期的青少年来讲，斜视除了影响美观，最大的影响是对双眼视功能的破坏。由于外观的异常，往往会对人际交往造成困扰及产生自卑心理，不愿或不敢与人目光交流，可能引起青春期的儿童心理发育不健全。同时，斜视导致的双眼视功能的破坏也会限制后期职业的选择。早期及时手术可以尽早恢复美观，重新建立双眼视功能，将斜视对人们生活工作的影响减至最低。

白内障的
防与治

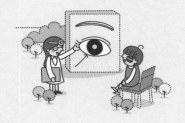

　　白内障是世界范围内致盲率排第一位的眼病，即眼球晶状体混浊导致视力下降。眼科医生通常把眼球比作一台照相机，白内障则是照相机的镜头出现了问题，导致光线不能有效进入眼内，使得人的视力下降，随病情发展，最终可导致失明。

　　全球因白内障致盲者约占盲人总数的46％。我国西藏地区白内障发病率最高，这与紫外线的辐射有关。此外，随着生活水平的提高，糖尿病等代谢疾病的发病率逐年增加，白内障呈逐渐低龄化的趋势。

　　各种原因如老化、遗传、局部营养障碍、免疫与代谢异常、外伤、中毒、辐射等引起的晶状体代谢紊乱，导致晶状体蛋白质变性而发生混浊，最终产生白内障。

　　根据发病年龄及病因，白内障可分为老年性白内障、并发性白内障、外伤性白内障、代谢性白内障、放射性白内障、药物性白内障、中毒性白内障及先天性白内障。

各类型白内障中，最常见的是老年性白内障，多出现在50岁以上的中老年人群中。

白内障的典型症状为无痛性渐进性视力下降，这是最重要也最明显的症状。晶状体周边的混浊可以不影响视力，而在中央部的混浊，即使范围很小也会严重影响视力。患者在强光下时，由于瞳孔缩小，进入眼内的光线更少，视力反而不如在弱光下好。当晶状体严重混浊时，视力可降至仅有光感甚至失明。

另外，患者可以出现对比敏感度下降，视物模糊。在日常生活中，人眼需要分辨边界清晰的物体，也需要分辨边界模糊的物体，后一种分辨能力则称为对比敏感度。部分白内障患者有可能视力下降不明显，但对比敏感度显著下降，即视功能减退。

部分白内障患者可以表现为屈光改变。核性白内障患者的晶状体屈光能力增强，出现核性近视，对于老年人反而出现原有的老视症状减轻。发生白内障后，晶状体各部混浊程度不一，对光线的折射能力不同，可导致晶状体性散光。

白内障还可以表现为单眼复视或多视，视野缺损，眩光，即对太阳光和灯光等亮光出现不适应，甚至面对强亮光时丧失视力等其他症状。

　　白内障的治疗以手术为主，最常见的手术方式为白内障超声乳化吸除联合人工晶状体植入术。

容易摔跤的老年人：
老年性白内障

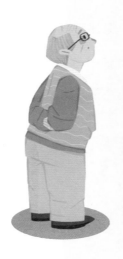

说起老年人容易摔跤，可能很多人第一反应是年纪大了，骨质疏松了，或许多服用钙片补补钙就能有效预防。但老年人摔跤也有可能是眼睛看不清楚，易被磕着、拌着导致摔倒了。

很多老年人眼睛既不痛也不痒，怎么就慢慢看不见了呢？通常，我们把这种眼病叫作老年性白内障。

什么是老年性白内障？

老年性白内障是指随年龄变化出现晶状体混浊的一类型白内障，也称为年龄相关性白内障，是最常见的类型，也是老年人致盲及视力障碍的最主要眼病。

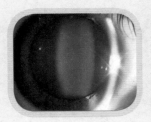

透明晶状体

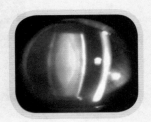

混浊晶状体

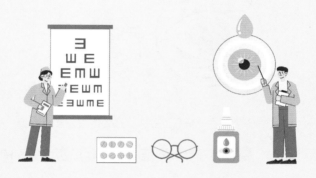

　　眼睛就像一部精密的、可调焦的照相机，而眼睛内的晶状体就相当于相机前可调焦的镜头，年轻人的晶状体是个透明的凸透镜，通过晶状体的调节，可使人看清远近不同距离的人与事物。而白内障就相当于被刮花了的照相机镜头，阻挡了光线通过晶状体并聚焦到视网膜上（相当于刮花的镜头拍不出清晰的照片）。

老年性白内障的危害有哪些？

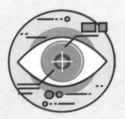

 引起视力下降：老年性白内障多为双眼发病，患眼不痛不痒，不红不肿，只觉眼前似有一层白雾，看东西灰蒙蒙的，对精细东西分辨不清。晚期视力进一步下降，最后只能辨别眼前手指或仅有光感。

2 引起青光眼急性发作：白内障进入膨胀期时，容易诱发青光眼，患者眼压升高，视力明显下降，出现眼胀痛、头痛，看灯光时会出现彩色光圈，严重时会恶心、呕吐。

 引起其他眼部并发症：老年性白内障若在成熟期、过熟期还没有治疗，除了视力会明显下降外，还可能诱发葡萄膜炎等，严重时甚至会引起失明。

引起抑郁、焦虑等情绪：视力下降不仅严重影响老年人的生活质量，如易摔倒、日常生活无法自理等，而且会引起抑郁、焦虑等情绪。严重视力损伤还会大大影响患者的生存质量！

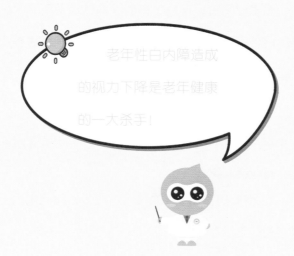

老年性白内障造成的视力下降是老年健康的一大杀手！

老年性白内障的治疗方法是什么？

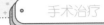

手术治疗

　　如果白内障患者的症状已经影响视力，甚至影响正常的生活和工作，就应选择手术治疗。目前最常见的手术方式为白内障超声乳化联合人工晶状体植入，切口小、手术时间短，在没有其他眼病的情况下，术后视力都能得到很好的恢复。所以，手术是目前世界公认的唯一确切有效的治疗白内障的方法。

药物治疗

　　临床中治疗白内障的药物有很多，但目前尚无疗效肯定的药物。

那么可能有人要问了：我把白内障拿掉了，光就进来了啊，就可以看清楚东西了啊，那为什么还要植入人工晶状体呢？

晶状体呈凸透镜结构，在人眼内起到聚焦、将光线汇集聚焦到视网膜上成像的作用。同时，晶状体在人眼内相当于一枚内置于眼球内2000度左右的高度远视镜片，我们取出白内障就相当于在眼内摘除了这枚聚焦的超高度远视镜片，不植入一枚对应度数的人工晶状体眼睛同样对不了焦，会让患者看不清眼前的人与事物。因此，患者在白内障摘除后想看清楚事物也就需要再植入一枚度数精准匹配的人工晶状体，这是通过术前详细检查并准确计算得出的。

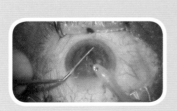 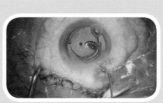

白内障超声乳化　　　　人工晶状体植入

1 保护眼睛

切勿用手揉眼或者用力挤压眼睛。

白天外出佩戴太阳镜阻挡强光，晚上睡

觉可戴眼罩加强保护。

洗脸、洗头时避免脏水入眼。

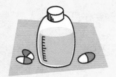

2 用药指导

遵医嘱合理用药，了解药物点眼方法、次数、药物的保存。

严格遵医嘱用药，不得私自加药、停药。

患者用药后如出现头晕、头痛、恶心、呕吐、眼痛等不

适，应立即通知医生。

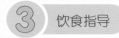 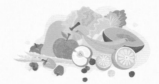

③ 饮食指导

多吃新鲜蔬菜、水果及易消化的食物，保持排便通畅。

不吃煎炸烧烤及辛辣食品，以防结膜分泌物增多引起眼部感染。

不吸烟、不饮酒。

④ 生活指导

手术后一般仰卧睡觉，勿过度用眼及弯腰、低头。

术后3个月避免头部剧烈活动，谨防剧烈咳嗽。

避免长时间用眼，合理安排休息时间。

孩子身边的光明杀手：先天性白内障

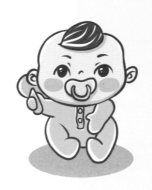

什么是先天性白内障？

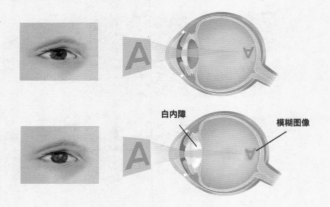

白内障

模糊图像

或许是因为身边老年人患有老年性白内障，很多人才知道白内障这种疾病，那么，白内障是中老年才会得的眼病吗？其实白内障并不是老年人的"专属"，有些刚出生的宝宝也会得白内障，即先天性白内障。

先天性白内障是指出生后即存在或出生后一年内逐渐形成的先天遗传或发育障碍导致的白内障。它是一种常见的儿童眼病，也是造成儿童失明和弱视的重要原因之一。

非遗传因素

1.环境因素的影响：早产、出生后因各种因素长时间吸入高浓度氧、接触射线等。

2.妊娠期母体营养或代谢障碍：妊娠糖尿病、甲状腺功能亢进症、贫血、低钙、低维生素A、晚期缺氧等。

3.病毒感染（风疹、麻疹、水痘等）：胎儿宫内病毒感染，尤其是孕早期感染风疹病毒所致的白内障，发生在妊娠2个月内风疹病毒感染，白内障发病率可达100％。

4.药物中毒：孕期有感冒、其他疾病和服药史。

遗传因素

大约1/3的先天性白内障是遗传性的，其中以常染色体显性遗传最多见。据我国统计资料表明，常染色体显性遗传占72％，隐性遗传占23％，其他为性染色体遗传等其他因素。

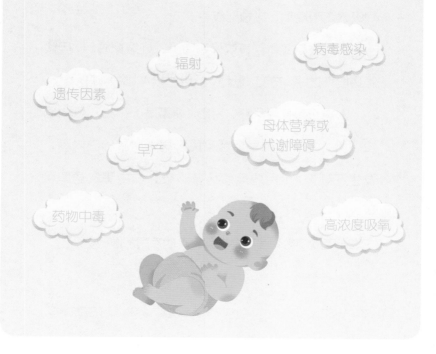

辐射

病毒感染

遗传因素

母体营养或代谢障碍

早产

药物中毒

高浓度吸氧

先天性白内障的临床表现有哪些？

1 双眼患病，可有先后。

2 眼前阴影，渐进性、无痛性视力减退。

3 屈光力增加，单眼复视或多视。

4 虹视现象，畏光和眩光。

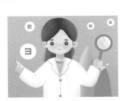
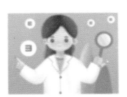
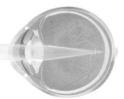
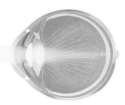

正常视物　　　　　　白内障视物

出现哪些情况时，需要家长警惕宝宝可能患有先天性白内障？

1 看看宝宝黑眼珠有没有发白。

2 宝宝会不会目不转睛地盯着光源。

3 宝宝看东西的时候，眼睛是否能跟随物体移动而移动。

4 眼睛运动有无协调，看东西时是否偏头、斜视。

小贴士

新生儿中先天性白内障患病率约为0.5‰，虽然不是常见的儿童眼病，但却是造成儿童失明和弱视的重要原因。当发生上述高危因素时，家长应当在宝宝出生后1个月内，进行详细的眼科检查，早发现、早诊断、早治疗，并依据医生建议定期复查。从小呵护好宝宝的眼睛，给宝宝一个光明的未来！

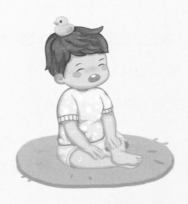

　　婴幼儿出生后的前3个月是视觉发育关键期，若关键期内出现白内障，光线不能正常进入眼内，不仅遮挡婴幼儿视线，还阻碍视功能发育，引起不可逆的视力障碍，导致弱视。所以，孩子如果被诊断为先天性白内障，应当依据医生建议，及时治疗。对于非视轴区、不致密的晶状体混浊，且对视力影响不大的白内障患儿，可定期观察，酌情决定手术与否；对于全白混浊或位于视轴中央、混浊明显的白内障应尽早手术。

先天性白内障患者手术时机如何选择？

1 晶状体全部混浊或者晶状体混浊位于中央、混浊程度比较严重、对视力影响较大，这时要尽早手术，尽可能在出生6个月之内进行白内障手术。

2 晶状体混浊位于周边部对视力影响不大，这种情况可以观察，也可以酌情进行手术治疗。

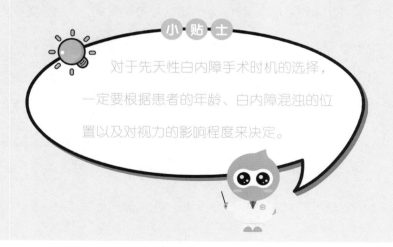

小·贴·士

对于先天性白内障手术时机的选择，一定要根据患者的年龄、白内障混浊的位置以及对视力的影响程度来决定。

先天性白内障手术治疗并不能一次性解决问题。

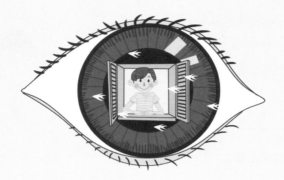

　　小龄患儿眼球快速发育，2岁以下的患儿在行白内障手术时无法同时联合人工晶状体植入，术后为无晶状体眼状态。

　　患儿2~6岁时，结合眼部发育情况决定是否二次手术植入人工晶状体。术后正确的屈光矫正、规范积极的弱视训练和长期随访对患儿术后视功能的提高起着至关重要的作用。

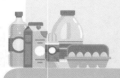

先天性白内障术后注意事项有哪些？

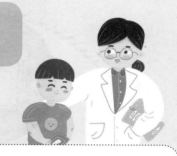

术后护眼

1.术后需要及时验光配镜，矫正术后屈光不正，要每半年至一年进行一次验光，及时调整眼镜度数，以适应眼球发育带来的屈光变化。

2.对术后两眼视力相差悬殊的病例，要在专业医生指导下进行遮盖等弱视治疗。

3.加强用眼卫生，注意用眼健康，保证充足睡眠。

4.外出时要防风沙，防止异物进入眼内，避免强烈的日光照射。

1.食用富含优质蛋白、营养丰富的食物。患儿断母乳后多吃鱼类、牛奶、蛋类等能提供丰富营养的食物，帮助患儿增强抵抗力，预防感染。

2.多吃新鲜蔬菜、水果，预防便秘。便秘会导致排便用力，眼内压增加，容易引发眼内出血。

3.注意变换食物样式。白内障患儿年龄小，一成不变的食物会导致患儿食欲不佳，进而影响营养摄入和吸收。

4.不吃油炸类及坚硬的食物。进食应以易消化吸收的流质或半流质为主，这样能减少眼部的运动，防止伤口裂开。

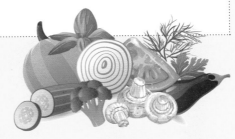

走进眼底世界

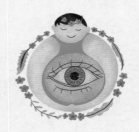

　　眼科医生经常会遇到患者问："医生，我眼底坏了吗？会不会瞎？"眼底是什么？眼底病又有哪些？那我们就一起来学习一下眼底的结构以及眼底病到底是怎么一回事。将眼部的疾病简单分为眼前节疾病和眼底疾病，发生于角膜、晶状体等处的疾病我们通常称之为眼前节疾病；而发生于玻璃体、视网膜等处的疾病，则称之为眼底疾病。随着高度近视、糖尿病、高血压等疾病及老年人群基数的增加，眼底病的发病率也逐年增加，眼底病病因复杂，病情凶险，致盲率高，已成为我国致盲的首要原因。因此，了解眼底疾病对预防视力损害至关重要。

　　从眼球的切面图中我们可以看到，正常光线应该穿行透明的角膜、房水、晶状体和玻璃体到达视网膜，这些透明的结构我们称之为屈光介质，其中任何一个屈光介质不透明均会影响光线传入导致视力障碍。

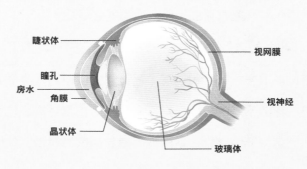

眼球矢状切面图

　　在这些屈光介质中，与眼底疾病密切相关的便是玻璃体及视网膜。玻璃体是指眼球中间透明凝胶状的物体，占眼球内容积的90％，形似玻璃，其主要成分是水，具有屈光及防震的作用。视网膜是一层柔软的膜样组织，视网膜上有许多感受光线的细胞，称之为感光细胞。感光细胞接受外部事物刺激将图像传入大脑，使人体对事物有清晰认识，所以视网膜是光线接收器。视网膜上分布着许多血管，分为动脉和静脉，是感光细胞赖以生存的养料。动脉输送血液提供氧气和营养物质，静脉回收血液带走二氧化碳和代谢垃圾，两者相互作用维持视网膜的正常工作。如果视网膜血管出现问题，如漏了、破了、堵了，视网膜细胞得不到足够的养分和氧气，细胞就会"饥饿"，没有力气"工作"，最后死亡，那么视力就会下降。

说到视网膜，还必须要说一说黄斑，它是视网膜上非常重要的结构。很多人听到黄斑这个名词，会误以为是类似老年斑、雀斑一样的不好的东西，其实它是一个正常结构，位于视网膜上，因富含叶黄素，显得比视网膜其他区域更黄，所以称之为黄斑。

检查黄斑结构最先进的仪器就是光学相关断层扫描仪，简称为OCT。OCT图像显示正常黄斑结构完整流畅，中心有一个光滑的凹陷，称之为黄斑中心凹，光线充足时我们视物所需的感光细胞在黄斑区高度集中，黄斑一旦发生病变，就会出现视力下降、视物变形及中心黑影等症状。

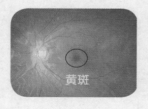

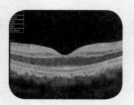

正常眼底图　　　　　　　正常黄斑OCT图

外界的光线进入眼睛后，视网膜把外界光信号转变成图像信息，再以电信号的形式通过视神经传递给大脑。大脑接收到信号后，通过分析、处理，形成视觉，这样我们就能看见美丽的世界了。

图像信息┐─电信号　　　　分析、处理
光线–角膜–瞳孔–晶状体–玻璃体–视网膜──│视神经–大脑──│形成视觉

正常情况下玻璃体内没有血液，在病理情况下，如受到外伤，或者患有糖尿病、高血压、高脂血症，也就是人们俗称的"三高"疾病时，病程较长、病情较严重或者控制不佳影响视网膜血管正常输送血液功能时，血液将进入玻璃体腔内，和透明的玻璃体混杂在一起，导致视力急剧下降，这也就是我们常说的玻璃体积血。

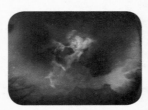

玻璃体积血导致的屈光间质混浊

当眼内发生感染如眼内炎，或自身免疫性炎症如葡萄膜炎时，大量的炎症细胞沉积在玻璃体腔中，还有一些能引起玻璃体变性的全身疾病或者眼内的恶性肿瘤等，都会导致玻璃体的透明度下降，从而引起视力下降。

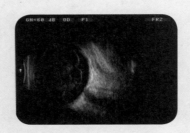

玻璃体变性导致的玻璃体混浊

随着高度近视人群的增多，视网膜脱离、黄斑裂孔等疾病的发生率也逐年上升。同时，近年来人们的生活水平不断提高，糖尿病、高血压、高脂血症等"富贵病"的发病率也不断攀升，随之而来的是这些疾病所带来的视网膜血管并发症，如糖尿病视网膜病变、视网膜静脉阻塞等。由于人口老龄化的加重，许多年龄相关性疾病，如老年性黄斑变性的发生也接踵而来。以目前的医疗技术和手段还无法更换视网膜。所以视网膜一旦出了问题，将会对人的视力造成重创。

恼人的"蚊子"：
飞蚊症和视网膜脱离

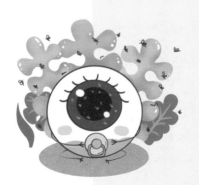

眼底病科的门诊医生常常会接诊这样的患者：总觉得眼前有黑点或小黑影，随着眼球转动而移动，患者甚至能描述出具体的黑影形状，如"圈圈""丝丝""小蚊子"等，尤其是在白色背景（白墙、白云等）下更加明显，抓不住，拍不到也赶不走，不胜其烦。这就是我们常说的"飞蚊症"了。

什么是"飞蚊症"？

"飞蚊症"是一种症状，它是因透明的玻璃体中出现了不透明的浮游物，造成进入眼内的光线发生散射，临床上称之为玻璃体混浊。

"飞蚊症"发生的原因是什么？

外界的光线需要穿过角膜、房水、晶状体与玻璃体四种透明结构到达视网膜后，才能形成我们日常看到的图像。这四

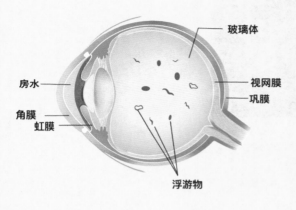

玻璃体

房水

视网膜

巩膜

角膜

虹膜

浮游物

种结构中的任意一种透明度下降，都会影响我们的视力。由于玻璃体占眼球容积的90％，因此，玻璃体内出现任何不透明的混浊物，都将会对我们日常视物造成一定的影响。

我们年轻的时候，玻璃体处于一种非常透明的状态，没有"杂质"，随着年纪的增加，透明的果冻状玻璃体内部逐渐出现液化、混浊，最终形成不透明的浮游物。此时，有些患者会感觉到眼前有"飞蚊"飘动。一般来说，年龄增长造成玻璃体退行性改变引起的"飞蚊症"都是少量且轻微的，是一种生理现象，不会对视力构成较大的威胁。如果患者本身合并近视，尤其是高度近视玻璃体会提前液化，"飞蚊症"较没有近视的人出现得更早。但当眼前"飞蚊"大量且突然出现时，则需要提防是否合并了其他眼底病变。

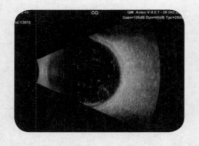

眼部B超检查所
示的生理性玻璃
体混浊引起的
"飞蚊症"

什么是病理性"飞蚊症"？

病理性"飞蚊症"表明患者或有视网膜裂孔、视网膜脱离、玻璃体积血、玻璃体变性等疾病，这些疾病都会导致"飞蚊症"的突然发生或突然加剧。

视网膜脱离是怎样发生的？

视网膜脱离是一种常见且严重的致盲性眼病，在视网膜脱离发生前，常常会有"飞蚊症"的突然发生或加剧现象。视网膜位于眼球最内层，其上遍布感光细胞，光线投射到视网膜上形成清晰图像，再传入大脑中，所以视网膜是决定图像质量的

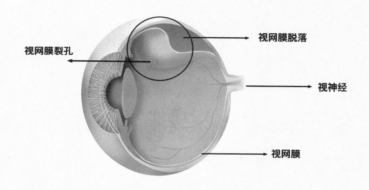

视网膜裂孔

视网膜脱落

视神经

视网膜

视网膜脱离

关键因素。视网膜由两层结构组成，分别是视网膜神经上皮层和视网膜色素上皮层，两者之间存在一潜在腔隙——视网膜下腔。正常情况下，两个"兄弟"像双胞胎一样形影不离；在病理情况下，它们之间的视网膜下腔中液体积聚，会使视网膜神经上皮层和视网膜色素上皮层发生分离，也就是视网膜脱离。

一旦发生视网膜脱离，视网膜上负责传送光信号的感光细胞就会死伤无数，没办法维持光线传导，大脑接收不到光信号，自然只能"黑屏"，治疗不及时会引起不可逆的视力丧失。

视网膜脱离的高危人群有哪些？

虽然视网膜脱离后果十分严重，但也不是所有人都是高危人群，请以下人群要特别注意哦！

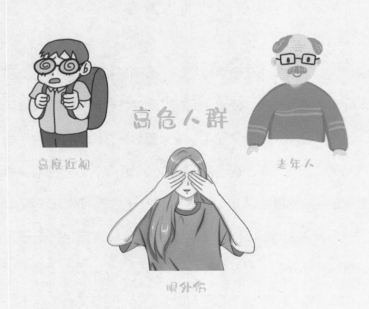

高危人群

高度近视

老年人

眼外伤

患近视特别是高度近视者，因为眼轴拉长，视网膜被拉得很薄，周边视网膜容易出现裂孔，剧烈活动后就可能进一步被牵拉破裂，从而导致视网膜脱离。所以高度近视眼患者，要坚持至少每年一次眼底专科检查，及时对视网膜薄弱区或者裂孔进行预防性视网膜激光光凝治疗，以预防视网膜脱离的发生。

2
眼外伤

突然受到外力撞击，容易引起视网膜脱离。视网膜像薄膜纸一样，震荡可能会出现破裂而引起视网膜脱离。

随着年龄增长，玻璃体内部逐渐液化，自身的完整性和支撑力遭到破坏，渐渐从视网膜表面脱落下来。在脱落的过程中，玻璃体会对视网膜造成牵拉，这时可能会感觉眼前出现闪光感，就像一道闪电一样。牵拉视网膜容易形成裂孔，从而导致视网膜脱离的发生。

即使发生视网膜脱离也不用怕，早期治疗依然可以获得良好的预后。因为早期视网膜上大部分感光细胞还没"饿死"，但随着时间延长，感光细胞就慢慢死亡了。特别是超过一个月之后，这时即使手术，术后视力也很难恢复了。

治疗视网膜脱离的手术，通常有两种：一种是"外路手术"，也就是巩膜外填压术，从眼球壁外面施加压力使眼球壁内凸，从而使视网膜与眼球壁重新贴合达到视网膜复位；另一种是"内路手术"，就是玻璃体切割术，从眼球内部切除玻璃体，引流出视网膜下的液体使视网膜复位，再用视网膜激光封闭裂孔，术后向眼球里填充惰性气体或硅油作为支撑顶压视网膜，促进视网膜复位。具体应该选择哪种手术方式，还是需要根据病情来决定。

　　所以当出现"飞蚊症"时，在无法辨别是生理性还是病理性的情况下，应及早到医院进行眼底检查，排除眼部病理性改变后，可能需要长时间与"飞蚊症"共存，这也许是一段数年甚至数十年的旅程。在这段旅程中，我们需要持续观察"蚊子"的变化，当"蚊子"数目突然增多，或者突然变大、颜色加深，可能提示病情的改变或进展（如视网膜脱离的发生），如果不及时就医，可能会造成不可逆性的视力损害。

警惕老年人眼睛的 "心脏病" ： 黄斑病变

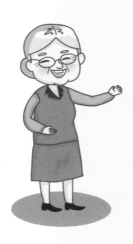

黄斑病变的定义及发病因素是什么？

　　黄斑病变是一类常见的影响老年人视力的眼底疾病，是引起50岁以上人群视力下降且不可逆的主要原因之一，也是世界上仅次于白内障和青光眼的第三大致盲元凶，较难治愈。黄斑病变主要包括老年性黄斑变性、黄斑前膜、黄斑裂孔、黄斑水肿、黄斑劈裂等。引起黄斑病变的病因尚不明确，普遍认为是人们眼部"老化"的结果，它的发病与年龄相关，年龄越大，发病率越高。

　　有高血压、糖尿病、高脂血症、心血管疾病、肥胖等基础疾病的人更容易发生黄斑病变。此外，长时间照射强光、太阳光、吸烟、饮酒、营养缺乏等的人也容易得黄斑病变。

黄斑病变的临床表现是什么？

　　日常生活中，出现看正前方的东西不清楚（视力下降）、看东西变形（视物变形）、两眼分别看物体清晰度相差很多（对比敏感度下降）、总感觉眼前中央有不动的黑点（中心暗点），都有可能是得了黄斑病变，此时千万不要大意，应尽早到眼科就诊。

黄斑病变中的常见疾病有哪些？

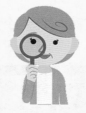

老年性黄斑变性好发于50岁以上的中老年人，它有两种类型：一种是干性病变，主要表现是黄斑部逐渐长出黄白色的"斑块"，如果得了干性病变，我们可先做个眼底照相，就很容易发现这些黄白色的"斑块"，医学上它们的专业名称叫玻璃膜疣，90％的老年性黄斑变性患者都是这个类型，该类型患者早期视力正常，随着病情发展视力缓慢下降，到了晚期才会出现视力严重丧失。另一种是湿性病变，主要表现是黄斑部出现灰白色及出血隆起病灶，医学上称它为黄斑部新生血管，这种新生血管很容易发生破裂，并引起黄斑出血和水肿，导致视

力不可逆地丧失，通过眼底照相也很容易发现这些病灶，这种类型的老年性黄斑变性大概占10%，但病情发展很快，短时间内就会引起视力严重下降，如果不及时治疗，将导致视力不可逆地丧失。有40%以上的患者在一只眼发病后的5年内，另一只眼也会发病，最终导致双眼失明。

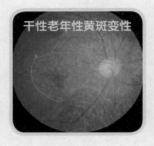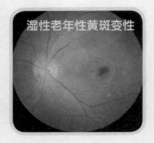

干性老年性黄斑变性　　　　　湿性老年性黄斑变性

　　特发性黄斑裂孔指没有明确原因导致的黄斑裂孔，在所有黄斑裂孔中占80%以上，主要表现为黄斑区圆形或者类圆形红色孔洞。如果得了特发性黄斑裂孔，可以通过眼底照相发现这个红色孔洞，另外还可以做黄斑部的OCT检查，进而发现黄斑区本来连接的神经上皮层出现了部分或者全层断裂缺失。

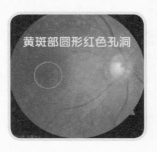

黄斑部圆形红色孔洞

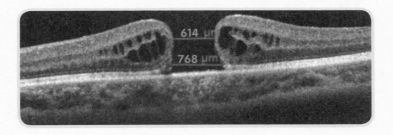

黄斑裂孔全层断裂缺失

如何进行黄斑病变的自我检测？

　　日常生活中我们可以通过阿姆斯勒（Amsler）方格表进行简单快速地自我检测，来发现自己有没有得黄斑病变。

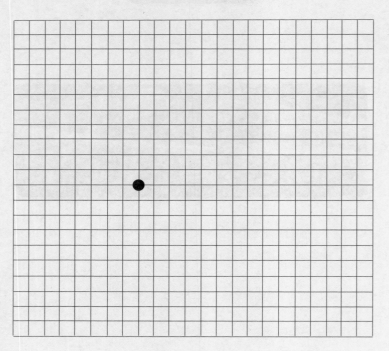

阿姆斯勒方格表

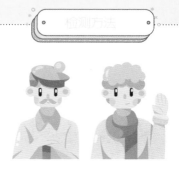

　　首先在光线充足的环境中，将阿姆斯勒方格表放在距离眼睛30~40cm的地方，近视或者老花的患者需佩戴眼镜，先用手遮盖一只眼，用另一眼凝视方格正中心的黑点10秒以上。当发现直线变弯曲、模糊或者变暗，则需要及时前往正规医院眼科就诊。

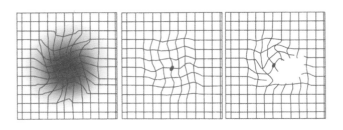

视野中心模糊不清　　　视野扭曲　　　　　　视野缺损
出现黑影、暗点

黄斑病变的治疗方法是什么？

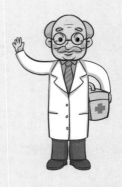

对于干性老年性黄斑变性患者，由于发病机制目前尚不明确，尚无有效的治疗方法，早期口服富含叶黄素、玉米黄素和抗氧化类的食物及药物，可以延缓病情的进展。

对于湿性老年性黄斑变性患者，首选的治疗方法是眼内注射抗血管内皮生长因子（VEGF）药物，可以延缓疾病进展和保存部分有用视力。

对于特发性黄斑裂孔患者，该疾病在早期尚未造成全层黄斑裂孔，有部分患者会自发缓解，针对早期黄斑裂孔患者，可以采取定期随访观察的方法。对于已经出现全层黄斑裂孔，伴有急剧视力下降或视物变形的患者，建议及时进行微创玻璃体切割手术治疗，延缓疾病的进展。

黄斑病变的预防措施有哪些？

高危人群及黄斑病变患者在生活中要注意以下几点。

50岁以上人群每半年做一次眼底检查。争取做到早筛查、早预防、早发现、早治疗。

平时注意用眼卫生，不要长时间看电视、手机、电脑，经常闭目养神。饮食上适量多吃玉米、南瓜等新鲜的蔬菜及水果，还可以适度补充叶黄素、玉米黄素、维生素C、维生素E、β-胡萝卜素等，对黄斑病变有一定的预防作用。

尽量不要长时间待在阳光强烈的地方，出门时可以使用和佩戴有防紫外线功能的墨镜。

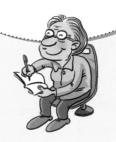

4
高血压、高脂血症的老年人要注意清淡饮食，同时加强身体锻炼，有助于预防黄斑病变或减缓其发展。

5
吸烟的患者建议戒烟。

小 贴 士

总之，如果眼睛突然出现视力下降、视物变暗、视物变形等症状，千万不要掉以轻心，一定要及时去正规眼科进行检查，做到早发现、早治疗，避免造成严重的后果。

小心眼睛的
"血管枢纽"病变：
糖尿病视网膜病变和
视网膜静脉阻塞

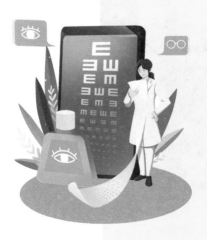

当今社会物质生活极其丰富，人们的生活水平也有了很大的提高，在生活中，大部分人都喜欢被夸赞，很享受夸赞带来的"甜蜜暴击"。但是我们的眼睛如果受到"糖衣炮弹"的冲击，结果就没有那么美好了。

眼睛的"糖衣炮弹"其实就是由糖尿病引起的视网膜损伤，也就是我们常说的"糖尿病视网膜病变"，是糖尿病常见的并发症之一，严重者常致盲。

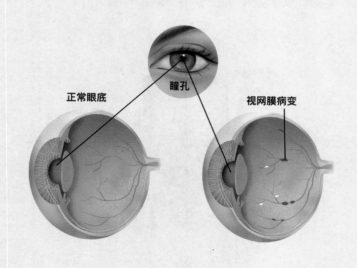

正常眼底　　　　瞳孔　　　　视网膜病变

糖尿病视网膜病变的症状有哪些？

糖尿病视网膜病变的早期阶段，可能不会出现症状。随着病情进展，可能会出现以下症状：视野中出现漂浮的斑点或深色线（漂浮物）、视力模糊、视力波动、视野中出现黑暗或空白区域、视力减退等。

糖尿病视网膜病变主要分为哪些阶段？

根据糖尿病视网膜病变的发展和严重程度，糖尿病视网膜病变分成两个阶段，第一阶段是视网膜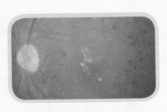上还没有长出来新生血管的阶段，叫非增殖期糖尿病视网膜病变，在这个时期的眼底，能观察到微血管瘤及渗出。当视网膜上开始生长新生血管的时候，就到了第二阶段，称为增殖期糖尿病视网膜病变。

糖尿病视网膜病变该怎么治疗？

眼科医生通过常规眼底检查判断是否患有糖尿病视网膜病变，对于检查发现有糖尿病视网膜病变的患者，还需要常规进行眼底荧光血管造影的检查，看看有没有视网膜毛细血管无灌注区，如果有并且超过一定的范围，就要考虑进行视网膜激光光凝治疗。视网膜激光光凝的目的是改善视网膜毛细血管无灌注区的血液循环，最终延缓糖尿病视网膜病变的进展。对于糖尿病视网膜病变的患者，在定期复查的过程中可能随时需要进行激光治疗。

当病变开始进入增殖期时，眼底开始出现新生血管，而这些新生血管非常脆弱，很容易破裂出血，如果不去管它，有时候几天，有时候几周，会发生更迅猛的出血造成玻璃体积血，从而导致视力严重下降。

有些患者由于新生血管出血造成浓密的玻璃体积血，或者新生血管纤维增殖牵拉视网膜脱离，这个时候就只能进行玻璃体手术了。术中将玻璃体积血清理干净，并将视网膜表面的纤维血管增殖膜剥除，将视网膜重新复位到眼球壁上后，才能进行视网膜激光光凝。

当病变出现另外一个并发症——黄斑水肿时，我们就需要联合玻璃体腔注药的治疗。将药物注射到玻璃体腔内，阻止异常血管的生长，减轻黄斑区的水肿并改善视力。

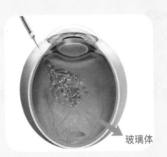

玻璃体

玻璃体腔注药示意图

对于糖尿病视网膜病变患者，在疾病的早期阶段，一般采取定期随访的方式，一些患者可能需要每2~4个月进行一次全面的检查。在疾病的晚期，特别是当患者的视力受到影响的时候，除了立即接受治疗以外，控制好血糖也有助于减缓病情的进展，糖尿病患者以老年人居多，且多合并有高血压、高血脂等疾病，建议患者每年定期体检，健康均衡饮食，控制好体重，积极锻炼身体，戒烟，减少酒精的摄入，控制血压平稳，保持健康的生活方式，多吃新鲜蔬菜、水果，定期筛查等。

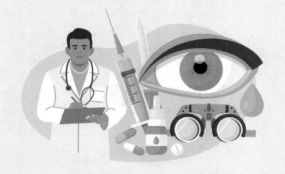

了解完针对眼睛的"糖衣炮弹"，再了解眼睛的另外一个疾病——视网膜静脉阻塞。生活中常常听到中风（脑卒中、脑梗死），而眼也会"中风"，眼"中风"就是视网膜血管阻塞。阻塞累及静脉就是视网膜静脉阻塞，视网膜静脉阻塞就像是下水管被堵住了，从而眼睛出现各种不适感。视网膜静脉阻塞后，检查眼底的时候经常可以发现一些点或片状的出血，类似火焰样，其实是血液通过病变的血管壁渗漏（跑）到外面来。时间久了，血管内没有血液了，慢慢地就变成像是一条条白线。那么周边正常的血管为了保证阻塞的地方有血液供应，会生长出一种异常的血管——新生血管（新生血管是视网膜自身为了改善缺血缺氧的环境，代偿生长的异常血管，这种异常血管很容易出血）。如果病变累及黄斑，视力下降就明显了。

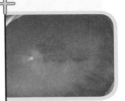

视网膜分支静脉阻塞眼底

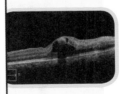

视网膜分支静脉阻塞黄斑OCT检查示：黄斑水肿

视网膜静脉阻塞患者大部分会突然出现不同程度的视力障碍，如视力下降、视物变形（变大、变小、扭曲等）、视物模糊及眼前有黑影遮挡等。但在早期，通常没有感觉或仅有少许黑影。

视网膜静脉阻塞最常用的分类方法是按照阻塞的血管的情况分型，包括视网膜中央静脉阻塞和视网膜分支静脉阻塞。视网膜中央静脉阻塞相当于树的树干出现了问题，而视网膜分支静脉阻塞相当于树的分支出现了问题。

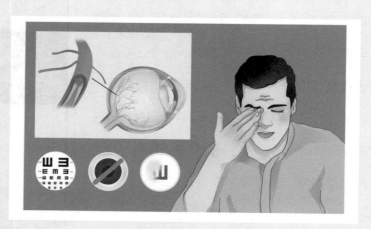

一旦发现视力下降或眼前有阴影遮挡，应尽快就医，请医生进行检查和治疗。同时要控制全身情况，如血压、血糖、血脂等。早发现、早治疗，对视力的改善以及延缓病情进展帮助很大。

目前，视网膜静脉阻塞的治疗方法有很多种，具体怎么治，是依病情而定，也就是说严重程度不一样，治疗方案也不一样。

当视网膜静脉没有完全阻塞时，可以口服药物改善视网膜静脉血液流动，主要是一些扩张静脉、改善血液循环的药物。当视网膜出血时，也可以口服药物帮助出血的吸收。具体药物需眼科医生看诊后开具处方，切勿自行到药店购买，以免延误治疗。

一旦视网膜静脉完全阻塞，也就是说血流一点都不能通过，它供养的视网膜区域没有血液的营养或者出现新生血管时，需行视网膜激光治疗，以改善视网膜的缺血、缺氧状态，控制新生血管的生长。

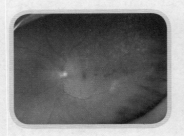 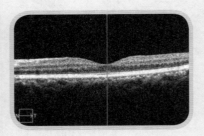

抗VEGF治疗及激光
治疗后眼底

抗VEGF治疗后黄斑OCT
检查：黄斑结构基本恢
复正常

　　视网膜静脉阻塞如果累及黄斑容易引起黄斑水肿。黄斑囊样水肿是患者视力下降及视物变形的主要原因，就像视网膜细胞泡在水里一样，时间久了，视网膜上的细胞就不行了。眼内玻璃体腔注药可以有效减轻黄斑水肿并改善视力，包括抗血管内皮生长因子（VEGF）治疗及抗炎症治疗。抗VEGF治疗的药物主要有雷珠单抗、康柏西普、阿柏西普等；抗炎症治疗的药物主要有地塞米松玻璃体内植入剂。

如果就医较晚，可能会出现玻璃体积血，积血量较多时，需手术治疗。严重的合并虹膜新生血管并继发青光眼，患者视力可降至光感甚至失明，最严重的要行眼球摘除手术。因此，及时就医非常重要。

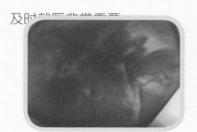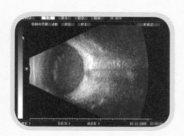

视网膜分支静脉阻塞引起玻璃体大量积血眼底照相
及眼部B超检查

别让青光眼
暗淡了你的生活

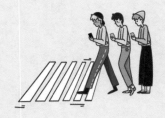

在这个手机不离手、电脑不离身的时代，眼健康受到前所未有的挑战，青光眼、眼干燥症等眼病越来越年轻化。尤其是患者普遍对青光眼知之甚微，对它的危害性认识不足，以致错失治疗良机，最终导致失明。

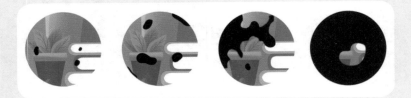

青光眼是全球致盲率第二的眼病，仅次于白内障。青光眼最可怕的危害就是不可逆致盲，也就是说青光眼造成的视神经损害一旦发生，视功能便再也不能恢复如初。据世界卫生组织报道，2020年全球青光眼患者已突破8800万人，预计到2040

年，全球青光眼患者数将高达1.18亿，而60.7%的青光眼患者在亚洲地区。目前全球有320万人因青光眼致盲，占全球盲人总数的50%。

青光眼的三大主要症状是病理性眼压增高、视神经损害和视野损害，其发病隐匿，视觉危害严重，早期发现并进行相应的治疗是预防和阻止青光眼进展、挽救视功能的关键。然而，民众对其的知晓率普遍较低，在青光眼的早期，大部分往往因没有症状或症状很轻微易于被患者忽略，即使在欧美发达国家，也有高达50%的青光眼在病情发展到晚期才被患者察觉；在发展中国家，这个数字接近90%。这种可怕的疾病正慢慢"偷走国人的视力"，俗称"视力的窃贼"。

不容忽视的视力
"窃贼"：青光眼

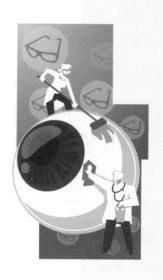

什么是青光眼？

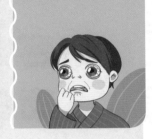

青光眼，可以说是一个很古老的疾病了，无论是在古希腊医著中还是我国中医学古籍中均有记载，且都描述了这种眼病有时看上去眼睛会"发蓝""发青"，因而称之为"青光眼"。

青光眼和大家非常熟悉的高血压类似，高血压是由于血管内的压力增高损害了身体内重要的组织器官，如心脏、肾脏、大脑等；而青光眼是由于眼睛里的压力增高损害了人体重要的视觉组织——视神经。实际上，青光眼并不是某一种疾病，而是一组疾病的统称，是指病理性眼内压升高，超过了视神经所能耐受的限度，从而引起视功能受损，导致视神经萎缩，并出现特征性视野缺损的眼病，严重者可致盲。青光眼发病率较高，可发生在任何年龄段，常见于中老年人。据资料显示，在整体人群中青光眼的患病率大约为1%，45岁以上人群中患病率大约为3%。

青光眼与白内障致盲不一样，白内障手术具有可复明性，也就是说做完白内障手术后，患者如果眼底是正常的，那么基本可以恢复到白内障发生之前的视力。而青光眼一旦发生，无论通过什么治疗手段，视功能都很难恢复到发病之前的状态，这就是青光眼致盲的不可逆性。在不可逆性致盲眼病中，青光眼发病率位居第一。青光眼多是由于眼球的房水循环系统出现问题，房水在眼球内产生以后，不能正常地排出到眼球外，从而导致眼球内水分越积越多，眼内压逐渐增高。如慢性青光眼，早期很难被察觉，80%的患者发病之前没有任何症状，这就像温水煮蛙，人们对逐渐变化的环境会失去敏感性或感知力，随着眼压升高产生的压力势必传导到视神经，长期压迫便会导致视神经慢慢萎缩（视神经乳头变白）。由于其发病缓慢，周边视野开始逐渐丢失，在侵犯中央视野区之前，人们很难自我察觉视觉异常，就像一位老练的小偷，可以在你浑然不觉的情况下拿走你的东西一样，这类青光眼就会慢慢夺走你的视力，等发现时可能已到青光眼晚期，故我们称之为"视力的窃贼"。青光眼的严重危害在于它的致盲率高、隐匿性强和不可逆转，对人们的视觉健康造成很大威胁，需要加以警惕和重视。

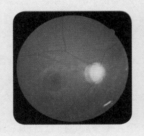 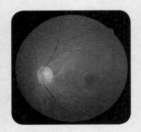

青光眼视神经　　　　　正常视神经

　　青光眼和眼睛里的压力有关，这个压力是指眼球内部的压力。我们的眼球是一个囊腔体，囊腔体里的内容物对眼球壁的支撑和顶压作用使我们的眼球保持一个正常的球体形状，囊腔体的内容物就包含了房水，房水在眼内生成，通过房角排出到眼外，这使得眼球内的压力处在一个动态平衡中，一旦这种平衡被破坏了，眼内压力就可能增高，从而压迫损害视神经，导致青光眼。

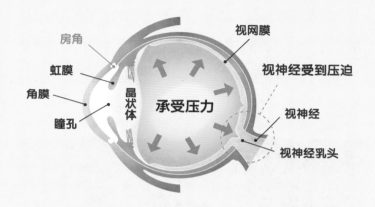

房角　　虹膜　　角膜　　瞳孔　　晶状体　　承受压力　　视网膜　　视神经受到压迫　　视神经　　视神经乳头

青光眼有哪些分类?

　　从发病缓急来分有急性青光眼和慢性青光眼；从发作时房角的开放程度来分有开角型青光眼和闭角型青光眼；从是否有明确的发病原因来分有原发性青光眼和继发性青光眼，原发性青光眼找不到眼局部和全身方面的因素；从病情的严重程度来分有轻、中、重度，或者早、中、晚期。不同类型的青光眼也就有着不同的个性化治疗方案。

原发性青光眼又分为闭角型与开角型，闭角型青光眼又分为急性闭角型青光眼（急闭）和慢性闭角型青光眼（慢闭）。慢闭和开角型青光眼常表现为慢性青光眼的改变。

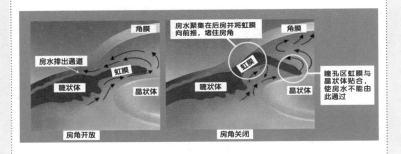

急性闭角型青光眼发作时来势汹汹，它常常是由于房角突然全部关闭，房水完全不能外排而储积在眼内，眼内压在短时间内骤然显著升高，患者往往出现明显的眼部刺激症状，如眼红、眼剧烈胀痛、视物模糊，看光周围会出现彩虹光圈，称为"虹视现象"。此时眼球坚

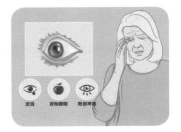

硬如石，有时还会伴有同侧偏头痛、恶心呕吐等，很容易被误诊为脑炎、神经性头痛或胃肠炎等，如诊治不及时，24~48小时会出现视力急剧下降甚至完全失明。

与急性青光眼相比，慢性青光眼早期几乎没有任何自觉症状，病变进展到一定程度时可有视疲劳、轻度眼胀和头痛感，当眼压波动较大时，也会出现"虹视现象"，随病程进度，视野逐渐缩小，但中心视力可以不受影响，故仍可能不被察觉，直到晚期视功能损害严重和行动不便时才被发现。

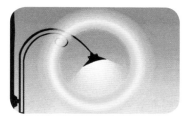

继发性青光眼

继发性青光眼主要由于眼部其他疾病或全身因素引起，比如炎症、外伤、手术、肿瘤等，往往病因明确，伴随眼压升高，有眼胀、头痛等症状。

　　婴幼儿型：患儿胚胎发育期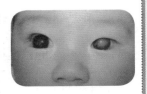

内房角结构异常所致，出生后立即

或缓慢表现出症状。眼球壁受高眼

压作用不断扩张，使得整个眼球不断增大，俗称"水眼"

或"牛眼"。主要表现为黑眼珠大、眼球大、角膜混浊不

清、畏光、流泪、喜揉眼、睁不开眼（眼睑痉挛）等。

　　青少年型：和成人开角型青光眼发病近似，因处于青

少年期，还可表现为近视度数加深比较快，此时应引起家

长重视。

青光眼出现哪些症状就要及时就医呢？

　　青光眼最主要的危害是损伤视神经，出现视力下降，尤其

是视野缺损，也就是视物范围变小都应引起高度重视。另外，

还可能伴随眼部酸胀疼痛，甚至头痛等不适。对于急性青光眼发作时，眼痛剧烈甚至伴有恶心、呕吐，灯光周边出现彩色光晕症状时应尽早就医。

青光眼的易患人群有哪些？

1 年龄是青光眼的一个很重要的因素，40岁以上的人群发病率增高，因此建议40岁以上的人群至少进行一次眼科专科体检，以及早发现问题。

2 有青光眼家族史者，尽早到正规医院眼科排查青光眼的相关风险。

3 眼压异常增高者。我们正常眼压在10~21mmHg，如果眼压检测常在21mmHg以上，应引起重视；另外眼底检查发现视盘凹陷扩大，杯/盘比（CDR）增大也是青光眼的一个特征性改变。很多人是在体检时发现这两项指标异常，所以我们应该重视定期体检。

4 有糖尿病和高血压的患者。

5 高度近视的人群，与开角型青光眼相关度高；而年轻的远视眼人群易患闭角型青光眼。

6 长期使用激素的人群，无论是口服的激素还是局部点用含激素的眼药水，时间过长的话，都会有导致眼压增高的风险。

7 眼部有外伤史的人，眼球结构往往受损，可能会影响房水循环，导致眼压升高。

8 性情比较急躁的人，如果本身就伴有一些青光眼的眼部特殊结构，如房角窄、前房浅、眼轴短等，易患急性闭角型青光眼；而对于一些形体比较瘦削的人来说，需要警惕正常眼压性青光眼。

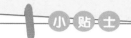

　　青光眼是一种不可逆转的致盲性眼病，在病程的早期就被发现并给予有效治疗，可以很好地避免视神经进一步损害，以存留更多甚至是接近正常的视神经功能。青光眼虽然是不可逆，但却是可防可控的，只要发现得越早就越好控制，这就依赖于大家早期筛查的意识，尤其对一些高危人群，最好每年定期去医院做一次眼科检查，做到早发现、早干预、早治疗。

"特效药"也致病：
激素性青光眼

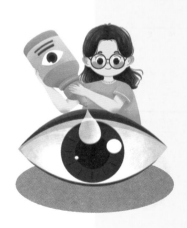

在平常生活中，有的朋友常会发生眼睛红痒等不适情况，尤其是在春夏季节，有时奇痒难忍，很多人会自行前往药店购买一些消炎眼药水，使用以后症状很快得到缓解，人也感到非常舒适，于是每次症状发作时都很习以为常地自行购买和点用这种"特效药"，直到感觉自己视物模糊，眼睛还有些酸胀感，休息后也不能自行缓解，于是来医院眼科就诊，这才了解到自己长期使用的是激素类眼药水，而眼睛已患上了一种特殊类型的青光眼——激素性青光眼。

临床案例：女性患者，45岁，因过敏性结膜炎间断使用激素类眼药水长达1年之久，来院就诊时，眼压高达40mmHg，视野检查出现如下表现：

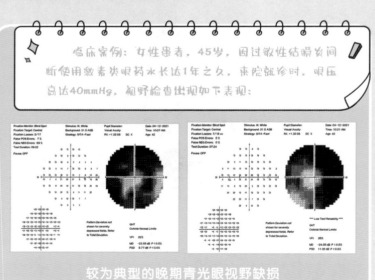

较为典型的晚期青光眼视野缺损

糖皮质激素药物在临床中应用非常广泛，在眼科疾病中，如过敏性眼病、角膜炎、巩膜炎、各种葡萄膜炎、视网膜及其血管炎、眼内炎、糖尿病或视网膜静脉阻塞等导致的黄斑囊样水肿、视神经炎、眼外伤、各种内眼手术后炎症反应等，通过滴眼药水、涂眼药膏、结膜下注射、眼球旁注射、眼球后注射、玻璃体内注射等方式将药物应用在眼局部。在全身性慢性疾病中，如哮喘、风湿性病变、肠炎、肾炎、肺水肿、血液病等疾病患者，很多需长期应用糖皮质激素控制病情，但未能定期随访和观察眼压及眼底的变化，特别是非眼科专业的医生，对激素可引起眼压升高的意识不强，未能引起足够的重视，从而导致激素性青光眼的发生。

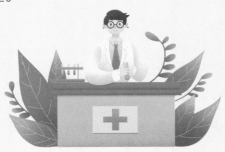

激素性青光眼是怎么引起的？

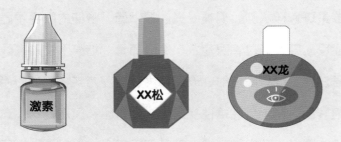

　　激素性青光眼又叫作糖皮质激素型青光眼以及皮质类固醇青光眼，是指由于长时间局部使用糖皮质激素类药物治疗眼部炎症或因全身疾病服用糖皮质激素类药物控制病情，容易破坏眼内重要的排水结构——小梁网，从而导致眼内房水外流受阻，眼压逐渐升高，久之出现视神经损害，导致青光眼的发生。这种青光眼属于继发性青光眼的一种，它的易感人群包括：高眼压症、原发性开角型青光眼、有青光眼家族史者、高度近视眼、糖尿病、结缔组织病、类风湿关节炎、对激素高敏

感者以及有外伤性青光眼史的患者等。

　　人们对糖皮质激素的敏感性也是具有个体差异的，对局部应用糖皮质激素4～6周后眼压升高超过15 mmHg的人，称为高敏感者；眼压升高6~15 mmHg的人，称为中等敏感者；眼压升高小于6 mmHg的人，称为无反应者或低敏感者。本身就患有青光眼，尤其是开角型青光眼的人，会比正常人对激素导致的眼压升高更为敏感。糖皮质激素引起眼压升高一般都是长期使用所致，多发生在眼局部或口服糖皮质激素超过2~6周的时候，有超敏感者甚至在1周内就可发生。

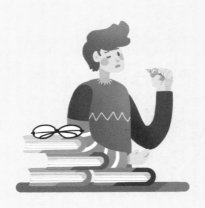

激素性青光眼有哪些临床表现？

1 一般无自觉症状，偶伴眼部胀痛或酸疼。

2 眼压升高，常有眼部或全身长期应用糖皮质激素药物史。

3 视力下降，主要损害周边视力，多不损害中心视力。

4 前房深度正常，高眼压下前房角开放。

5 若眼压持续升高，也可出现青光眼性视盘视野损害。

激素性青光眼应该怎么治疗？

　　激素性青光眼最有效的方法是预防。对长期使用糖皮质激素的患者，要定期进行眼科检查，定期复查和监测眼压，特别是有青光眼病史或有青光眼家族史的患者。对于易感人群使用糖皮质激素应慎重，最好选用非甾体抗炎药或低浓度的激素，减少用药频次，避免长期使用。

当发生激素性青光眼时，首先尽快在医生的指导下调整用药或停用激素类药物，密切监测眼压情况。如果眼压能降到正常，一般不需用降眼压的药物。如果眼压依然非常高，那么需使用药物治疗。如果药物不能控制眼压则考虑手术治疗。

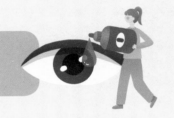

使用激素类眼药水需要注意哪些事项？

首先，我们应该正确辨别激素类眼药水。激素类眼药水一般通过药物主要成分来辨别，如果主要成分带有"松"字，大多含激素，比如泼尼松、泼尼松龙、地塞米松、倍他米松、可的松、氟甲松龙等。另外，常见的氟米龙也是含激素眼药水。

其次，必须在眼科医生的指导下使用。激素类眼药水疗程一般不应超过 2 ~ 4 周，虽然药店很容易买到这一类药，但最好不要自行购买使用，如果需要用，应在眼科医生的指导和监测下用药，并且要定期监测眼压。

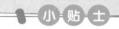

长期全身或局部使用激素都有可能继发激素性青光眼，一定要定期去医院检查眼压和眼底情况。

护眼让功能
与美丽完美结合

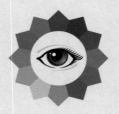

　　眼睛居五官之首，不仅是视觉器官，同时又是影响容貌、表达情感的主要器官。眼部形态的美丑是决定一个人容貌的关键。拥有一双清澈明亮的眼睛，不仅增添了容貌美的魅力，而且能遮盖其他器官的欠缺，所以眼睛在人体面部美学中占有重要的意义。

　　眼睑主要由皮肤、肌肉、睑板和结膜等组织构成，分为上眼睑、下眼睑，覆盖于眼球表面，其功能在于保护眼球。眼睑的皮肤是全身最薄柔的皮肤之一，而且富有弹性，以适应眼睑运动的需要。

　　眼睑反射性闭合动作，可使眼球避免强光的刺激和异物的损伤。经常性的瞬目动作不但可去除黏附于眼表的尘埃和微生物，还可以将泪膜均匀地涂布于角膜表面，保持角膜的湿润，发挥正常的生理光学功能。睑缘前部的睫毛每3~5个月更新一次，具有遮挡灰尘和减少光线刺激的作用。眼睑最内层为睑结膜，和球结膜相延续，含有许多维持眼表润滑的分泌腺体，参与泪膜的形成，滋润角膜。

若眼睑解剖结构和功能异常，会导致眼睑病变，使其不能维持眼表正常和获得正常视力。由于眼睑的形态对外观十分重要，在进行眼睑手术和外伤处理时，要考虑到美容要求。

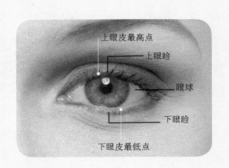

众所周知，上眼睑及下眼睑的边缘长有睫毛。正常情况下睫毛是朝外生长的，若是眼皮边缘往里卷则睫毛会往眼睛里长，这就是睑内翻和倒睫，它通常会因睫毛摩擦眼球导致眼异物感、疼痛不适等。

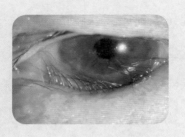

睑内翻与倒睫

若眼睛总是睁不大，上眼皮遮住了黑眼珠，则很有可能是上睑下垂。

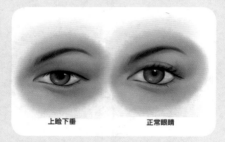

上睑下垂　　　　　正常眼睛

懒惰的眼皮：
上睑下垂

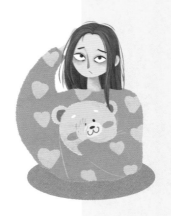

什么是上睑下垂?

上睑下垂是指各种原因（先天性、后天性）导致的上睑部分或完全不能提起所造成的下垂状态，可以是单眼，也可以是双眼。主要表现为单眼或双眼睁不大，显得眼睛无神，严重影响外观。

如何判断自己有没有上睑下垂?

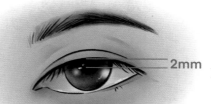

上睑下垂

2mm

上睑下垂：当双眼平视前方时，上眼睑遮盖角膜上缘超2mm以上根据专家对我国男女眼睛大小做的统计发现，成人睑裂高度为7~8mm，男性平均睑裂高度约7.66mm，女性则为7.42mm。该项统计并不是明确的标准，临床上医生主要根据上睑遮盖角膜的距离来判断是否有上睑下垂，当双眼平视正前方时上眼睑遮盖角膜上缘超过2mm时就可以诊断为上睑下垂了。

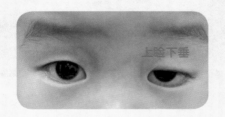

怎样判断上睑下垂的程度？

医生通常是根据眼睑遮挡角膜的程度来判断上睑下垂的程度。而我们自己在家可以先看下面，使眉毛放松，再用拇指水平压住眉毛，不能挑眉，之后看正前方，这样就可以自己判断下垂的程度了。

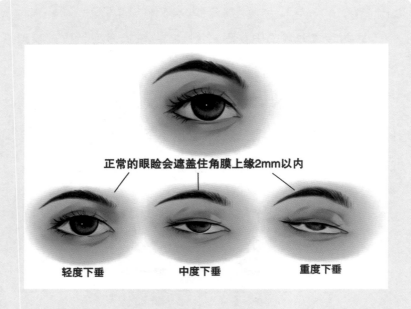

正常的眼睑会遮盖住角膜上缘2mm以内

轻度下垂   中度下垂   重度下垂

　　轻度：上睑缘遮盖角膜上缘超过2mm但不及4mm（也就是没遮到瞳孔）。

　　中度：上睑缘遮盖角膜1/2（也就是快遮到了一半的"黑眼珠"）。

　　重度：上睑缘遮盖角膜超过1/2（完全看不到眼神了）。

为什么会出现上睑下垂？

神经源性上睑下垂

机械性上睑下垂

腱膜性上睑下垂

上睑下垂
分类

假性上睑下垂

肌源性上睑下垂

外伤性上睑下垂

上睑下垂产生的原因是提上睑肌和Müller平滑肌的功能不全或丧失，以致上睑呈现部分或全部下垂。通俗地说就类似电动窗帘，支配肌肉的神经相当于电动开关，肌肉相当于电机，而眼睑则是窗帘，当开关或者电机出现了问题窗帘就没法进行自动开关。

具体原因又可分为腱膜性上睑下垂、神经源性上睑下垂、肌源性上睑下垂、机械性上睑下垂、外伤性上睑下垂及假性上睑下垂。其中较为常见的是腱膜性上睑下垂，主要见于以下情况：长期暴力揉眼、佩戴硬性接触镜及老年人。长期的暴力揉眼会导致提上睑肌腱膜的损伤，所以大家在平时生活中需要注意避免暴力揉眼。

做双眼皮手术是否可以治疗上睑下垂？上睑下垂该如何治疗？

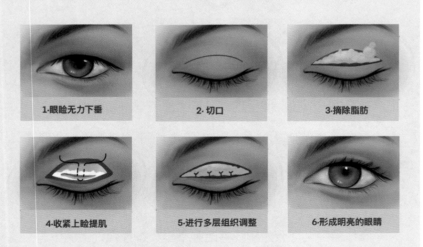

1.眼睑无力下垂　　2.切口　　3.摘除脂肪

4.收紧上睑提肌　　5.进行多层组织调整　　6.形成明亮的眼睛

手术简要过程

双眼皮手术也叫重睑术，对于轻度上睑下垂有改善作用，但并不能治疗上睑下垂。而上睑下垂手术为了减少术后瘢痕会采用重睑切口，术后会形成一对双眼皮，因此人们会以为做了双眼皮手术。

常见的上睑下垂手术方法有提上睑肌缩短术、额肌瓣悬吊术及CFS悬吊（上睑提肌及上直肌联合筋膜鞘悬吊术）。每种手术方式都有自己的适应证，主治医生会根据患者的具体情况选择合适的手术方式。

小孩有上睑下垂，可以等他长大后再做手术吗？

小孩有上睑下垂，很多家长总是觉得孩子还小，就想要等孩子长大之后再进行手术，但这种想法是不对的。对于中、重度上睑下垂的孩子尤其是单眼上睑下垂者，需要尽早进行手术，因为下垂的眼睑挡住了瞳孔，会影响孩子的视力发育，造成弱视，甚至进一步导致斜视等问题。其次，小朋友为了看清物体，经常需要后仰头部，皱额头，会导致颈部发育异常，额部则留下深重的抬头纹。并且还容易因外观问题对小朋友的心理健康发育造成不良的影响。

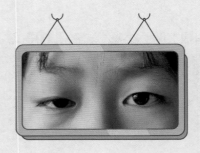 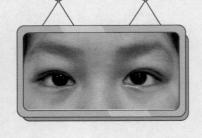

术前　　　　　　　　　　　术后

长睫毛虽好，"内向"可不行：倒睫

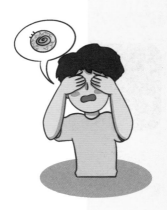

睑内翻和倒睫是儿童常见的眼病，单纯倒睫即睫毛向后方生长接触眼球，通过拔除能够有效缓解眼部不适症状。但睑内翻导致睫毛不断倒向生长，摩擦角膜，拔睫毛只是治标不治本的手段，最终还是要手术解决。

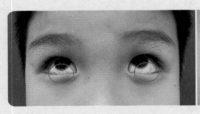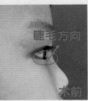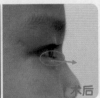

什么是睑内翻和倒睫？

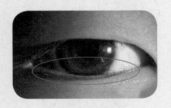

　　睑内翻是指睑缘向眼球方向内卷的眼疾。睑内翻达到一定程度，睫毛甚至睑缘外皮肤随之倒向眼球，刺激角膜，所以睑内翻与倒睫常同时存在。

睑内翻和倒睫是什么原因造成的？

　　根据发病原因不同，分为非随意性（痉挛性、老年性）、瘢痕性、先天性三大类。

　　痉挛性睑内翻见于炎症刺激引起的眼轮匝肌反射性痉挛，致使睑缘内翻，这种情况通常持续少于6个月，且可发生于任何年龄。随着年龄的增长，老年性睑内翻发生率较高，好发于下眼睑，内、外眦韧带松弛以及皮肤萎缩失去正常张力，同时皮下组织松弛，睑板前的眼轮匝肌滑向上方，压迫睑板上缘，使睑缘内翻。通俗地讲就是皮肤、肌肉、韧带通过相互牵拉保持眼皮的位置，年龄大了，皮肤、肌肉、韧带逐渐松弛，这些结构之间的平衡被打破，眼皮就往里卷了。

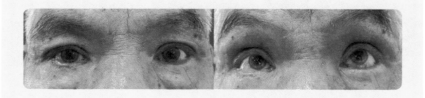

瘢痕性睑内翻是由于结膜或眼睑瘢痕形成收缩所致，上下睑均可发生，常见于眼部慢性炎症如沙眼。

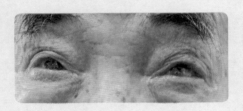

先天性睑内翻少见，但亚洲人发生率较高，发病机制复杂，大多由内眦赘皮、睑缘部轮匝肌过度发育或睑板发育不良所致。

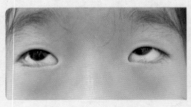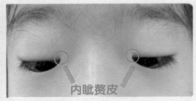

内眦赘皮

睑内翻和倒睫的危害有哪些？

睑内翻会使睫毛在眼球表面摩擦。轻者会有阳光下不敢睁眼、异物感、不停眨眼甚至揉眼等表现，长期睫毛摩擦会造成角膜上皮脱落。病情严重者可造成角膜炎症、角膜溃疡、角膜新生血管等，最终导致角膜白斑甚至角膜穿孔而失明。

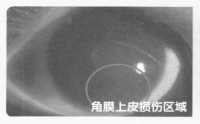
角膜上皮损伤区域

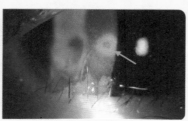

睑内翻和倒睫该如何治疗？

保守治疗

儿童可以采用

婴幼儿睫毛细软，虽然触及角膜，但刺激症状一般不明显，随着年龄增长和鼻梁发育，先天性睑内翻可逐渐好转，此时可不

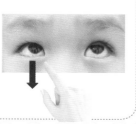

必急于手术治疗。家长可每日对鼻根部皮肤提拉，促进睑内翻症状尽快改善。

2
手术治疗

若保守治疗后，睑内翻和倒睫仍然存在，角膜刺激症状如流泪、畏光、异物感、摩擦感仍然明显，发现角膜损伤时可考虑尽早手术矫正。合并有内眦赘皮造成下睑内翻的患儿建议同期行内眦赘皮矫正术。先天性睑内翻暂无有效预防措施，所以早发现、早诊断才是关键！

1
保守治疗

成人可以采用

由眼表炎症刺激引起的痉挛性睑内翻，可通过胶布粘牵法缓解病情，待刺激症状好转后即可恢复。

2
手术治疗

先天性、老年性及瘢痕性睑内翻须手术治疗。

睑内翻和倒睫可以直接把睫毛拔了或者剪了吗？

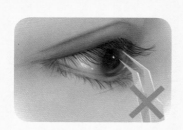

切忌拔睫毛、剪睫毛！因睫毛拔除后还会继续生长，新长出来的睫毛又粗又短，生长的方向乱七八糟，更会擦伤眼球。同时，会给手术带来更大的难度。

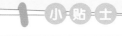

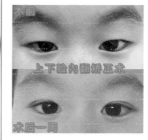

一旦发现睑内翻和倒睫，应及时至专业的医院就诊，选择合适的治疗方案，切忌盲目点眼药水！切忌拔睫毛、剪睫毛！